COUP D'ŒIL

SUR LES

CHANGEMENTS DE FORME ET DE POSITION

DE L'UTÉRUS

ET SUR LEUR TRAITEMENT

PAR

Le docteur J. DE LAZARÉWITCH

Professeur agrégé à la chaire d'accouchement de l'université de Saint-Wladimir,
médecin en chef du corps des Cadets de Saint-Wladimir, à Kieff,
Chevalier de l'ordre impérial de Sainte-Anne de Russie.

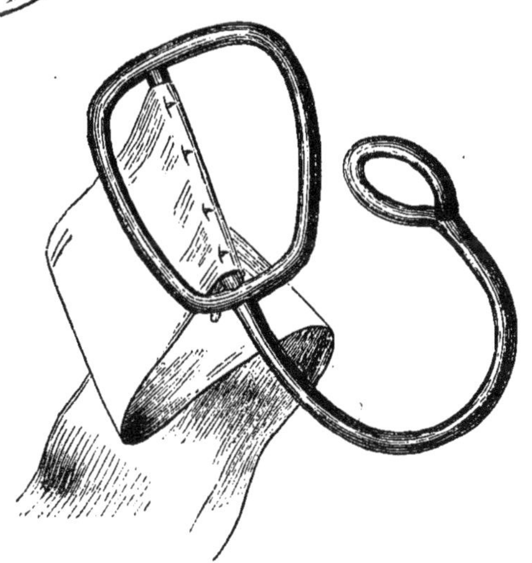

PARIS

J.-B. BAILLIÈRE et FILS,

LIBRAIRES DE L'ACADÉMIE IMPÉRIALE DE MÉDECINE,

Rue Hautefeuille, 19.

1862

Paris. — Imprimerie de L. MARTINET, rue Mignon, 2.

COUP D'ŒIL

DE L'UTÉRUS

Afin de mieux comprendre l'origine et la nature des changements qui surviennent dans la forme et la position de l'utérus, je crois indispensable de présenter d'abord une description rapide de la position normale de cet organe, et des moyens à l'aide desquels il se trouve maintenu dans cette situation.

L'utérus se trouve placé au milieu de la cavité du petit bassin, entre le rectum et la vessie, de telle manière que son axe longitudinal correspond presque à celui du petit bassin, que son fond se trouve un peu plus bas que le plan d'entrée du petit bassin, et la portion vaginale de 6 centimètres plus élevée que l'entrée du vagin.

La matrice est fixée dans cette position par son tiers inférieur et seulement en partie, car la portion inférieure entre librement dans le vagin, et c'est pour cette raison qu'on lui donne aussi le nom de portion *vaginale*. Le tiers inférieur de la matrice, au moyen du tissu cellulaire, est uni en avant à la paroi postérieure de la vessie, et en arrière à la paroi antérieure du rectum ; mais le tissu cellulaire lui-même, à cause de son peu de résistance, n'est pas en état de maintenir la matrice dans la position que nous venons de décrire. Le péritoine, qui couvre le corps et le fond de l'utérus, et passe par devant sur la vessie et par derrière sur le rectum, donne naissance à deux replis dont l'un, postérieur, descend plus bas et s'appelle *repli de Douglas.* Sur les côtés, les replis du péritoine couvrent les annexes de l'utérus, particulièrement les trompes de Fallope et les ovaires, et forment ce que l'on appelle les *ligaments larges.* Un tel moyen de fixation de la matrice n'est pas suffisant pour pouvoir maintenir l'organe toujours à la même hauteur, puisque les replis du péritoine passent d'un côté sur la vessie et de l'autre sur le rectum, deux organes qui changent continuellement de volume, suivant que s'y accumulent ou que sont évacuées les matières excrémentitielles qu'ils sont destinés à contenir. Sur les côtés de l'utérus se trouvent les ligaments ronds qui l'attachent à la paroi antérieure du bassin. Ces ligaments empêchent la matrice de dévier en arrière, sans cependant la retenir à sa hauteur normale; on peut croire que, dans certains cas, ils peuvent exercer une influence sur l'origine des versions et des flexions de l'utérus. Enfin la partie inférieure de l'utérus est saisie entre les parois du vagin qui forment autour d'elle un pli, appelé *voûte vaginale.* Les parois du vagin s'appliquent l'une contre l'autre et de cette manière se soutiennent mutuellement. Si elles sont parallèles, leur hauteur est de 7 centimètres, si, au contraire, une des parois ou toutes les deux se trouvent dans un état de relâchement, elles forment alors des plis ou des élévations; quelquefois aussi, elles descendent au dehors, alors, comme conséquence de cette déviation de leur position normale, la matrice est forcée de descendre ou de tomber au dehors.

En parlant des moyens de fixation de la matrice, je crois devoir tout d'abord poser la question suivante : si les moyens de fixation de la matrice sus-mentionnés sont relaxés, pourraient-ils être soutenus par les parois du petit bassin? Lorsque la femme se tient debout, la partie antérieure du petit bassin est inclinée vers l'horizon de 45 degrés ; par conséquent, elle présente, dans son point le plus élevé, un plan incliné, et par là capable, jusqu'à un certain point, de soutenir les parties qui se trouvent au-dessus d'elle (fig. 1). La matrice est inclinée vers l'horizon presque autant que la paroi antérieure du bassin, mais cette dernière ne soutient nullement la matrice qui, si elle venait à être privée de ses moyens de fixation, tomberait sans même toucher la paroi antérieure du bassin. La paroi postérieure du bassin se trouve encore plus éloignée de l'utérus, aussi est-elle moins que jamais propre à empêcher la chute de l'organe. Dans la position horizontale de la femme, la matrice est soutenue par la paroi postérieure du bassin, dont la partie inférieure présente une direction horizontale et une forme concave. Si la femme est à demi couchée, la matrice n'a nul appui du côté des parois du petit bassin, puisque pas une seule de leurs parties ne se trouve au-dessus d'elle. Telle est, selon moi, la cause pour laquelle dans la disposition qu'a la matrice de descendre ou de tomber, la position la moins favorable pour la femme est la position debout ou à demi couchée; la plus favorable, au contraire, c'est la position horizontale, particulièrement si l'on relève un peu le bassin. Dans cette situation la matrice descendue ou tombée revient ordinairement d'elle-même à sa position normale.

En étudiant les moyens d'attache de l'utérus, on reconnaît qu'il est maintenu entre la vessie et le rectum, fixé à sa partie inférieure par le péritoine qui forme, comme nous l'avons dit plus haut, deux replis, dont le postérieur est plus profond que l'antérieur ; au fond du canal vaginal, la matrice est soutenue par la *voûte du vagin*, laquelle est attachée postérieurement plus haut qu'elle ne l'est en avant. Le col seul de la matrice se trouve dans un état de véritable fixation, tandis que le fond et le corps sont uniquement maintenus dans leur position en raison de leur liaison intime avec le col ; en d'autres termes, les parois du corps et du col de l'utérus forment un tout continu, ayant un degré de densité assez considérable pour que le fond et le corps de l'organe conservent leur forme et soient maintenus dans leur position normale.

Le fond de la matrice subit toujours d'en haut un certain degré de pression déterminé par le poids des intestins. Comme la partie inférieure de la matrice est solidement fixée, elle ne descend point par suite de cette pression d'en haut, et si la densité des parois utérines est normale, la matrice ne fléchit point ; si la flexion a lieu, cela peut provenir de ce que la pression ordinaire qui s'exerce sur le fond de la matrice l'emporte sur la résistance qu'offre la densité amoindrie des parois uterines, ou bien de ce que la densité normale des parois utérines n'est pas suffisante pour réagir contre l'augmentation de force de pression qui a lieu sur le fond de la matrice. Si la matrice descend ou tombe au dehors, cela peut tenir à l'une des deux causes suivantes, ou à la faiblesse des moyens d'attache qui la soutiennent, ou bien à la pression anormale qui d'en haut s'exerce sur elle.

Ainsi, en observant les circonstances anatomiques et physiologiques sous l'influence desquelles se produisent les changements de forme et de position de la matrice, il faut faire cette distinction :

1° La force de pression ordinaire sur la matrice provenant des intestins, de l'action des parois abdominales, du diaphragme, peut produire un changement dans la forme ou dans la position de la matrice, s'il existe un amoindrissement de la densité des parois utérines ou un affaiblissement des ligaments qui soutiennent l'organe.

2° Par suite d'une augmentation anormale de la force de pression exercée sur la matrice, par exemple par différentes tumeurs prenant leur développement dans la cavité abdominale, cette force peut surpasser même la densité normale des parois utérines ou la résistance normale des ligaments de la matrice et des parois vaginales ; alors encore peuvent avoir lieu certains changements de forme ou de position de la matrice.

Il reste à décider si les vues que je viens d'émettre peuvent être confirmées par l'étude pratique des changements sus-mentionnés de forme et de position de la matrice.

1° Chez les femmes vierges ou n'ayant jamais eu d'enfants, la matrice est solidement maintenue par ces moyens de fixation ordinaires ; aussi ces femmes présentent-elles rarement des versions et des descentes de matrice ; mais souvent elles éprouvent des flexions du même organe.

2° Chez les femmes qui ont eu des enfants, et qui, à la suite de couches précédentes ont éprouvé un affaiblissement des parois vaginales, de même que des ligaments utérins formés par le péritoine, on observe souvent des déviations et des descentes de matrice. Les dernières sont souvent la suite de couches ou d'avortement, lorsque les parois utérines n'ont pas encore eu le temps de revenir sur elles-mêmes et de diminuer de volume, et les ligaments celui de se fortifier.

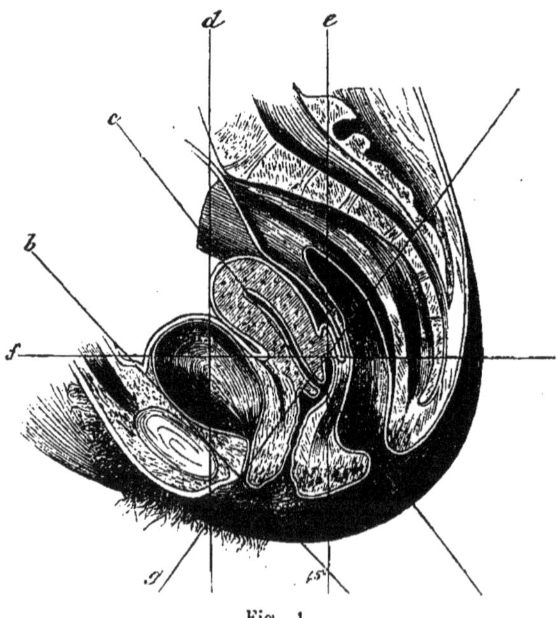

Fig. 1.

Par rapport au mécanisme de l'origine des changements de forme et de position de la matrice, qu'il me soit permis au moyen du dessin ci-annexé, d'essayer de faire comprendre ma manière d'envisager l'objet qui nous occupe.

Toutes les parties sont représentées dans le dessin au quart de leur grandeur naturelle, d'après un calque exécuté sur le dessin du bassin de la femme par Kohlrausch (1). La ligne f montre approximativement le plan avec lequel coïncident les attaches des replis du péritoine soutenant la matrice supérieurement; par conséquent, on peut par cette ligne désigner les attaches supérieures de la matrice, tandis que la ligne g montre le plan avec lequel coïncident les rapports de la matrice avec la voûte vaginale; par conséquent la ligne g peut désigner la fixation inférieure de la matrice. Les deux lignes f, g convergent entre elles, car les plans de fixation de la matrice, séparés en avant de 3 centimètres, se rapprochent en arrière. Il en résulte que la surface antérieure de fixation est plus grande que la surface postérieure; mais aussi la solidité de la fixation postérieure est plus considérable que celle de l'antérieure; ce résultat tient à ce que la matrice est fixée en arrière à des parties immobiles.

D'après les observations d'Aran (2), les attaches du pli de Douglas arrivent jusqu'à la quatrième ou cinquième vertèbre lombaire. Ce repli du péritoine se distinguant par sa structure fibreuse, soutient la matrice près de l'os sacrum et l'empêche de descendre. La matrice est main-

____

(1) *Zur Anatomie und Physiologie der Beckenorgane nebst naturgereuer Abbildung der Längendurchschnitte des männlichen und weiblichen Beckens*, von D' C. Kohlrausch, mit drei Kupfertafeln. Leipzig, 1854. Taf II.

(2) *Archiv. génér.*, février et mars 1858.

tenue en avant sur un plus grand espace, mais elle est unie à des parties plus mobiles, la paroi postérieure de la vessie; aussi ces attaches antérieures cèdent-elles plus facilement que les postérieures.

Si une force quelconque agit d'en haut sur la matrice dans la direction de la ligne *c*, alors, selon qu'il se sera opéré un changement dans la résistance des parois de la matrice ou dans leur adhérence aux parties voisines, pourront se produire dans cet organe des changements de forme ou de position.

Ces changements peuvent avoir lieu de la manière suivante :

1° Si la matrice est fixée d'une manière normale selon la ligne *f, g* et si la densité des parois utérines est amoin-

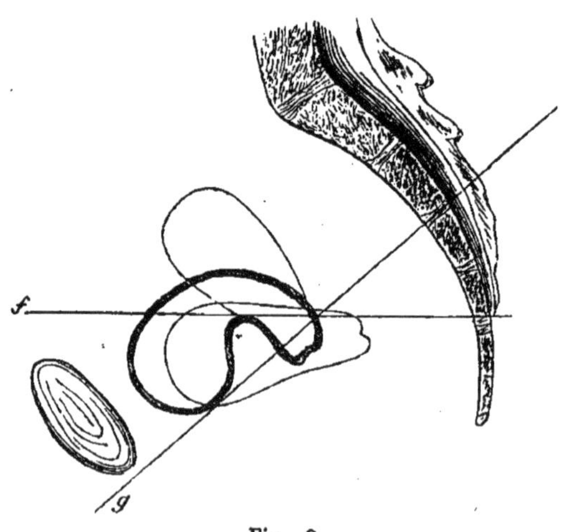

Fig. 2.

drie, alors aura lieu une flexion de la matrice en avant ou en arrière, et, dans certaines conditions, un renversement.

2° Si la matrice est fortement fixée seulement en arrière, avec affaiblissement de ses attaches de devant, alors aura lieu une antéversion, ou en d'autres termes, une descente de la matrice en avant; si, au contraire,

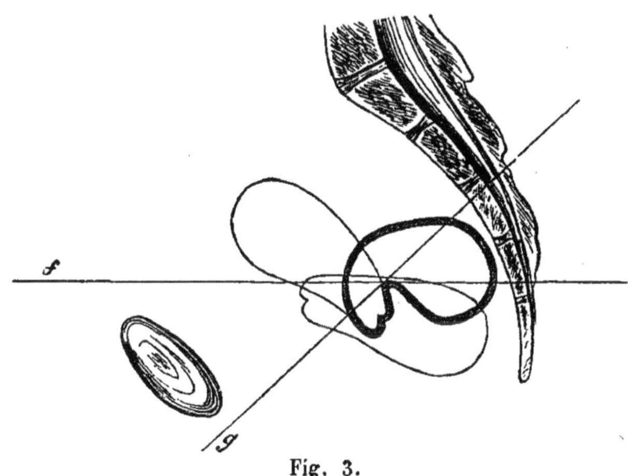

Fig. 3.

les attaches postérieures sont seules affaiblies, alors aura lieu une rétroversion ou bien une descente en arrière, quoique, pour la rétroversion de l'utérus, ses attaches antérieures doivent être affaiblies jusqu'à un certain point.

3° Si les attaches de la matrice sont affaiblies en avant et en arrière, alors elle descendra tout entière, et aura lieu une descente ou une chute complète.

Me fondant sur ce qui précède en ce qui concerne les maladies de la matrice qui nous occupent, je crois être dans le vrai en proposant la division suivante :

I. — *Changements de forme de l'utérus.*

a. Flexion (antéflexion, rétroflexion, latéroflexion).
b. Renversement.

II. — Changements de position de l'utérus.

a. Version ou abaissement partiel (antéversion, rétroversion, latéro-version).
b. Abaissement de l'utérus en bas (descente ou chute).
c. Ascension de l'utérus.
d. Hernie.

J'exposerai ici en peu de mots quelques-unes de ces maladies de l'utérus, autant qu'elles me sembleront nécessaires pour appuyer ma manière de les envisager. Je ne parlerai point du renversement de cet organe, de son ascension et de sa hernie, car ces maladies se forment sous l'influence de conditions exceptionnelles et sortent du cercle des considérations actuelles.

En étudiant les changements de forme de l'utérus, je dois d'abord fixer l'attention du lecteur sur ses flexions.

Si l'on retire du cadavre de la femme un utérus normal et qu'on le presse entre deux doigts en appuyant d'en haut sur son fond et d'en bas sur le museau de tanche, l'organe tout entier se ploiera plus ou moins en avant ou en arrière, car sa forme est aplatie. Plus on pressera l'utérus entre les deux doigts, et plus le fond se rapprochera du col et plus l'angle formé par le corps ployé de la matrice sera aigu. Les changements de forme de la matrice qu'on observe par cette expérience, caractérisent cette maladie de l'organe à laquelle on donne le nom de *flexion*.

Ordinairement, l'utérus s'infléchit au niveau de l'orifice interne de son col, parce que dans ce point les parois utérines sont plus minces et que l'organe est fixé par les replis du péritoine. A l'endroit même de la flexion existe

une altération du tissu utérin consistant en un amincisse-
ment et un ramollissement des parois, que Virchow ex-
plique par l'atrophie et Scanzoni par une dégénération
graisseuse des tissus. Dans le reste de l'organe nous trou-
vons une inflammation chronique de l'utérus. La portion
vaginale de la matrice fléchie peut conserver sa position
normale, quoique parfois elle s'incline ou s'abaisse avec
la matrice tout entière.

La *version* de l'utérus, selon moi, doit être considérée
comme un abaissement partiel de l'organe. Il descend
d'un seul côté plus bas qu'il ne doit être normalement,
par conséquent la direction de son axe change et il s'incline
vers le côté dans le sens duquel a eu lieu son abaissement.

Le fond de l'utérus incliné en avant presse sur la
vessie et sur la paroi antérieure du vagin, d'où il s'en-
suit que la paroi postérieure de la vessie repousse fortement en arrière la paroi antérieure du vagin. Par un
affaiblissement graduellement accru de la fixation antérieure de l'utérus, la postérieure vient à s'affaiblir aussi
par degrés, et alors non-seulement la matrice s'incline ou
s'abaisse par devant, mais elle descend encore tout entière
plus bas que sa position normale. La rétroversion de l'utérus détermine une pression sur la voûte et la paroi postérieure du vagin qui peuvent, par degrés, s'affaiblir de
plus en plus et donner lieu à des descentes de matrice
d'autant plus qu'à la suite de rétroversion de l'utérus, ces
attaches antérieures s'affaiblissent inévitablement. De
cette manière, les versions de l'utérus ou ses abaissements
partiels en avant ou en arrière peuvent donner lieu à sa
descente ou à sa chute.

On distingue trois degrés dans l'abaissement de l'utérus : le premier degré est celui dans lequel l'utérus est plus rapproché de la vulve qu'à l'état normal; le second lorsque, descendu plus encore, il arrive jusqu'aux grandes lèvres; le troisième enfin, lorsqu'il franchit la vulve et tombe au dehors. Ce dernier degré prend le nom de *prolapsus* ou *chute de l'utérus;* on désigne les deux premiers sous le nom de *descentes.*

Conjointement avec l'abaissement de l'utérus a lieu nécessairement aussi un abaissement des parois vaginales, principalement de la paroi antérieure comme aussi des parties voisines, et principalement de la vessie.

. Par suite de l'abaissement complet de l'utérus, a lieu un abaissement de la vessie, et quelquefois aussi de la paroi antérieure du rectum. Conjointement avec la version de l'utérus ou par suite de son abaissement, a lieu, particulièrement dans sa partie vaginale, une phlegmasie chronique qui s'accompagne d'une augmentation de l'organe, et de différentes altérations de son tissu.

Je ne m'étendrai point sur les altérations pathologiques qui ordinairement accompagnent les changements de forme et de position de l'utérus que nous venons d'indiquer; je ne veux pas parler ici de l'allongement hypertrophique de son col qui, suivant l'observation de **M. Huguier** (1), est pris souvent pour un véritable abaissement. Je ne m'occuperai pas non plus des autres états pathologi-

____

(1) *Sur les allongements hypertrophiques du col de l'utérus (Mémoires de l'Académie de médecine.* Paris, 1859, t. XXIII, p. 279 et suiv., avec 13 pl.).

ques qui souvent ont pu être confondus avec n'importe quels changements de forme ou de position de l'organe ; mon but n'étant que de présenter un aperçu succinct de ma manière d'envisager la question sans entrer dans ses détails.

Symptomatologie. — Pour ce qui concerne les symptômes par lesquels se révèlent les différents changements de forme et de position de l'utérus, ils ont tant de signes communs que, sous bien des rapports, il me paraît utile et commode de les envisager tous à la fois. Si un changement quelconque de forme et de position de l'utérus, pouvait exister sans se compliquer d'aucune altération de son tissu ou de ses parties environnantes, alors presque tous les symptômes morbides manqueraient ; il n'y aurait qu'une anomalie de position ou de forme de l'utérus appréciable au toucher, mais en même temps qu'existent ces maladies, existent toujours aussi et intimement liées avec elles, des inflammations du tissu utérin avec augmentation du volume et du poids de l'organe, et alors se manifestent les phénomènes inhérents à l'inflammation aiguë ou chronique de la matrice.

La leucorrhée forme le symptôme constant de ces maladies. Augmentée dans son volume, la matrice exerce une pression sur la vessie et sur le rectum et porte le trouble dans leurs fonctions. S'abaissant tout entier ou seulement en partie, l'utérus entraîne avec lui la vessie, le rectum et la partie inférieure du péritoine, il en résulte que le fond de la cavité abdominale devient plus profond et que l'estomac et les intestins n'étant plus soutenus d'une manière normale, leurs fonctions s'en trouvent plus ou moins altérées.

Comme conséquence de la pression de la matrice sur les nerfs avoisinants, et de l'irritation des nerfs par suite des tiraillements des ligaments utérins, se manifestent des douleurs aux cuisses, aux aines et particulièrement à la région sacrée. Le cours de la maladie se prolongeant indéfiniment, la nutrition générale s'en ressent, puis surviennent la chlorose et diverses altérations du système nerveux; quoique l'on puisse trouver quelques symptômes plus appropriés à tel genre de changements de forme ou de position de l'utérus qu'à tel autre, ils sont cependant insuffisants pour qu'il soit possible de fonder sur eux un diagnostic précis, qui ne saurait être établi que sur l'examen immédiat de l'organe malade lui-même.

Traitement. — Je présenterai ici un court aperçu du traitement de ces maladies de l'utérus, fondé sur ma manière de les envisager, et principalement, comme je viens de le dire, en ce qui touche leur origine et leur essence. Pour le traitement de ces affections de l'utérus, il faut avoir en vue :

1° L'état général de la malade ;

2° Les complications de la maladie;

3° Enfin, son essence.

L'état général de la malade ne doit pas être perdu de vue; il exige l'emploi de moyens appropriés, quoique d'ordinaire il s'améliore aussitôt que, par suite d'un traitement régulier, en est parvenu à guérir ou à améliorer plus ou moins l'affection utérine.

Les *complications de la maladie* doivent être traitées par des moyens convenables. S'il y a inflammation de la matrice, ou peut employer des saignées locales, des injections émollientes, des cataplasmes, des bains; s'il y a des excoriations ou des ulcérations sur les lèvres du col utérin, il faut les cautériser. Dans quelques cas, il convient de se borner au seul traitement des maladies qui accompagnent les changements de forme et de position de l'utérus, c'est lorsque ces dernières résistent à toute espèce de traitement.

Quant au traitement de *l'essence de la maladie*, il faut avoir soin, dans tous les genres de changements de forme et de position de la matrice : 1° *d'éloigner autant que possible la pression subie par la matrice à sa partie supérieure.* Dans ce but, il faut faire attention aux intestins qui se trouvent exercer leur pression *médiatement*, par suite de l'action exercée sur eux-mêmes par le diaphragme, ou par les muscles du ventre ; aussi il faut éviter les efforts de ces muscles, qui se produisent si les malades soulèvent des poids, par la marche ascensionnelle, la toux, le vomissement, etc. Les intestins exercent sur la matrice une pression *immédiate* toutes les fois qu'ils sont remplis d'excréments ou distendus par des gaz ; aussi les malades doivent-elles éviter toute nourriture qui laisse de trop grands résidus ou qui produit des gaz ; elles doivent avoir soin d'évacuer régulièrement le contenu des intestins, ce qui peut être produit par des lavements d'eau froide, et dans le cas d'une constipation opiniâtre, y remédier par les lavements d'aloès et de savon, conseillés par Aran.

Pour faire cesser la pression des organes abdominaux sur la matrice, on conseille d'employer une ceinture, dite *hypogastrique*. Après beaucoup d'essais, je me suis convaincu qu'elle soulage effectivement quelques-uns des symptômes et contribue même à la guérison de la maladie.

2° Dans le traitement de l'essence des maladies de l'utérus dont nous nous occupons ici, il faut tâcher *de rétablir l'intégrité des moyens existant dans l'organisme pour maintenir l'organe dans sa position normale, ou chercher à les remplacer par des moyens artificiels.* Sous ce rapport, on peut agir contre le relâchement des parois vaginales par des *injections froides.* C'est au moyen de l'appareil de Kiwisch que ces injections s'effectuent avec le plus grand succès. Un appareil analogue à celui-ci, mais plus commode par sa construction et par son moindre prix de revient sera prochainement confectionné sur mes indications.

Il consiste en un seau de bois ordinaire, vers le fond duquel est fixé un robinet, auquel s'attache un long tube élastique ; ce tube a la longueur de 2 mètres et il est muni à son extrémité d'une canule recourbée, de forme ordinaire, servant aux injections dans le vagin. On place le seau à la hauteur de 2 mètres environ au-dessus du sol, en employant tout d'abord l'eau à une température de 18°-20° R. puis en descendant jusqu'à 14°-10°R. Par ce mode d'injection, l'eau coule à jet continu pendant quinze et même vingt minutes. Non-seulement elle nettoie le vagin et la portion vaginale de la matrice des sécrétions muqueuses, souvent âcres, qui y sont accumulées, mais encore elle fortifie visiblement les parois vaginales, de manière qu'en les inspectant im-

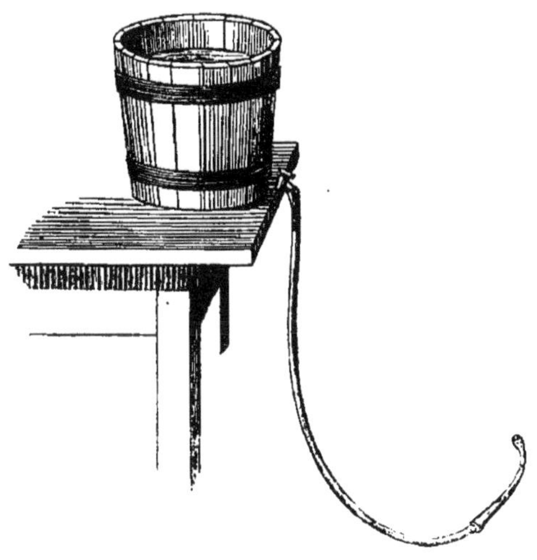

Fig. 4.

médiatement après cette injection froide, nous constatons un grand rétrécissement de leur diamètre. Quant à l'injection de liquides et à l'usage d'onguents astringents, j'en ai toujours retiré peu de profit.

On ne saurait agir autrement pour raffermir les ligaments de la matrice, qu'en éloignant les causes qui produisent leur tension et par suite les affaiblissent. Il convient, par conséquent, d'éloigner toute pression venant d'en haut sur la matrice, et en même temps de soutenir artificiellement l'organe par en bas. Jusqu'à ce jour, on n'a, sous ce rapport, rien inventé de plus convenable que les *ceintures hypogastriques*, lesquelles remplacent avec avantage un grand nombre d'appareils différents imaginés pour soutenir la matrice d'en bas.

Pour le traitement des *changements de forme de la
matrice*, la pensée est naturellement venue à plusieurs
praticiens d'employer des moyens mécaniques.

Ainsi, il n'y a pas longtemps Kiwisch, Simpson, Valleix
étaient chauds partisans d'un nouveau mode de traitement
des flexions utérines au moyen d'appareils appelés *redresseurs*. Mais aujourd'hui, on a enfin reconnu que l'emploi
de ces instruments est non-seulement inutile, mais encore
pangereux. Si au point de flexion les parois utérines sont
lâches et minces, on conçoit que le redressement ait facilement lieu ; mais aussi après avoir retiré le redresseur,
la matrice fléchit de nouveau et la maladie se reproduit ;
on ne saurait évidemment admettre que, si la paroi est
considérablement amincie et relâchée au point de flexion,
elle puisse s'épaissir et se fortifier par suite de l'emploi
d'un traitement quelconque. Si, au contraire, les parois
utérines sont, au point de flexion, épaisses et dures, alors
le redressement ne peut être accompli qu'avec beaucoup
de peine; souvent même il devient impossible. Si l'on
songe à l'atrophie du tissu de l'utérus au point de flexion,
aux autres altérations qui peuvent avoir lieu dans l'organisme même et dans les parties avoisinantes, on comprendra aisément pourquoi le traitement mécanique des
flexions de l'utérus est impuissant à guérir, pourquoi la
matrice garde ordinairement sa forme normale uniquement pendant l'emploi des redresseurs, pourquoi, enfin,
après leur éloignement, elle reprend sa forme irrégulière.
Les inflammations de l'utérus se communiquent quelque-

fois au péritoine, et les métrorrhagies, qui souvent succèdent à l'emploi des redresseurs, sont encore autant de raisons qui doivent les faire proscrire encore plus impérieusement et d'une manière plus absolue.

Le traitement par les redresseurs avait été également dirigé contre les versions de l'utérus, mais on peut affirmer que le plus souvent dans ces maladies, ce traitement n'est pas exempt de danger, tout en n'offrant que bien peu d'utilité. Dans les versions de l'utérus j'ai souvent employé le traitement mécanique, non pas au moyen des redresseurs, mais au moyen de la sonde utérine, qui pour cet objet avait été particulièrement recommandée par Valleix. Dans quelques cas qui se sont présentés dans ma pratique, à l'usage de la sonde succédaient d'assez fortes coliques; dans trois cas, une métrorrhagie survint; dans un seul cas, j'ai eu un succès complet : il s'agissait d'une femme de trente ans, unipare, qui présentait une rétroversion complète de l'utérus; après la troisième introduction de la sonde, la malade fut délivrée de ses fortes douleurs de la région sacrée, et la matrice fut maintenue dans sa position normale. Malgré ce succès, j'ai renoncé à l'emploi de la sonde comme moyen de traitement, quoique je l'emploie souvent pour le diagnostic.

Pour soutenir la matrice abaissée, bien des appareils ont été essayés. Il est des instruments connus sous le nom de *pessaires* et que l'on introduit dans le vagin; pendant longtemps on en a fait un fréquent usage, mais on a fini par s'apercevoir de leurs inconvénients; ces inconvénients sont de plusieurs sortes, non-seulement comme tout corps étranger, les pessaires irritent les parois du vagin et la portion vaginale de l'utérus, mais encore la pression qu'ils exercent sur le rectum et la vessie peut altérer l a régularité des fonctions de ces organes.

Le docteur Gariel a confectionné des pessaires *en caoutchouc vulcanisé remplis d'air ;* mais, quoique effectivement ils ne produisent presque aucune pression sur la vessie et sur le rectum, ils sont cependant inaptes à soutenir la matrice tombée ou seulement descendue, et souvent ils tombent pendant la première évacuation de la malade. Pour qu'ils se maintiennent solidement à leur place, il faut une certaine étroitesse du vagin, ce qui n'a presque jamais lieu dans les descentes de matrice.

Zwanck a prétendu que pour soutenir l'utérus, rien n'égalait un appareil inventé par lui et auquel il a donné le nom d'*hystérophore.* Au moyen de cet appareil, la voûte seule du vagin est tendue dans la direction transversale, et cette disposition ne donne lieu à aucune pression ni sur la vessie, ni sur le rectum. Un des grands avantages que présente l'instrument consiste en ceci que la malade peut l'introduire et le retirer elle-même.

Il existe des *hystérophores* analogues à celui-ci, mais quelque peu modifiés , tels sont les hystérophores de Schilling, Eulenberg et d'autres. Cet instrument soutient fort bien la matrice en effet dans sa chute, parce que, dilatant la voûte du vagin, il s'appuie en même temps par ses extrémités contre l'os ischion; cependant j'ai remarqué que chez les femmes qui s'en servaient, il déterminait fréquemment des douleurs dans la région des aines; le second défaut de l'appareil c'est qu'il s'altère facilement et que son introduction n'est pas tellement facile que la malade puisse, sans éprouver certaines difficultés et sans perdre patience, en faire usage pendant longtemps. Si dans l'abaissement de l'utérus, les parois du vagin sont extrêmement lâches et que l'orifice de ce canal soit trop large, comme il arrive dans les cas de rupture du périnée, alors, pas un seul des instruments que nous venons de mentionner ne trouve l'appui nécessaire pour soutenir la matrice. Dans de pareils états pathologiques il est nécessaire de chercher un point d'appui à l'instrument sur la surface extérieure du corps; il existe des instruments ainsi disposés et, à mon avis, ils sont appelés à remplacer un jour tous les autres moyens inventés pour le soutien artificiel de l'utérus.

J'ai acquis par expérience la conviction que de tous les modes de traitement mécanique, le plus avantageux consiste dans l'emploi de l'*hystérophore de Roser* (1). Déjà Scanzoni et Becquerel conseillent l'usage de l'hystérophore, modifié sur celui de Roser. Dans tous ces hystérophores, on fixe sur le pubis, au moyen d'une ceinture une plaque à laquelle est unie une tige d'acier recourbée, constituant la branche intérieure, laquelle est introduite dans le vagin, et porte à son extrémité une pelote plate et de forme ovale. Dans l'hystérophore de Roser, cette pelote presse la paroi antérieure du vagin en ne retenant qu'elle seule, tandis que dans les hystérophores modifiés par Scanzoni et par

---

(1) *Traité pratique des maladies des organes sexuels de la femme*, trad. de l'allemand et annoté sous les yeux de l'auteur par les docteurs H. Dor et A. Socin. Paris, 1858, p. 115.

2*

Becquerel, leur branche intérieure peut être quelque peu repoussée en arrière et servir ainsi au soutien de la voûte vaginale. Considérons que plus la matrice tombe, plus la paroi antérieure du vagin se porte vers la partie inférieure, en même temps que la vessie qui se trouve avec l'utérus dans des rapports intimes, puisqu'elle est accolée à cet organe dans l'espace de 2 centimètres et demi. Si nous prenons en considération la liaison intime de l'utérus avec la vessie et avec la paroi antérieure du vagin, nous comprendrons pourquoi en soulevant la voûte antérieure de ce dernier, nous soulevons en même temps la vessie et la matrice, et comment de cette façon nous pouvons empêcher la descente de l'utérus. Les *hystérophores* de Scanzoni et de Becquerel ont le défaut d'être trop compliqués, d'un trop grand prix et de n'être applicables que dans quelques cas seulement.

J'ai construit un *hystérophore* qui, tout en ressemblant pour le fond à ceux que je viens d'indiquer, s'en distingue cependant par des dispositions tout à fait particulières que j'y ai introduites. Il consiste en un fil de cuivre recourbé de l'épaisseur de 3 millimètres, terminé à l'une des extrémités par un anneau du diamètre de 4 à 5 centimètres, et de l'autre par un petit châssis servant à remplacer la *pelote* extérieure. La branche recourbée et l'anneau de cuivre sont enveloppés d'un tuyau de caoutchouc, d'un diamètre plus considérable que celui du fil de cuivre; quant au châssis, je le recouvre à l'extérieur d'une lame métallique et à l'intérieur d'ouate ou de crin, le tout enveloppé d'un tissu de caoutchouc. Ainsi confectionnée, la plaque a 10 centimètres de largeur et 8 centimètres de hauteur; on y fixe une large ceinture et deux ou trois boutons pour l'attacher.

Je considère comme fort importantes les modifications que j'ai fait subir aux autres hystérophores pour construire le mien; voici quels en sont les avantages :

1° Il est d'un prix minime, ce qui en permet l'usage aux malades pauvres, et ce qui permet aussi de le leur délivrer gratuitement, ce qui est très important.

2° La construction de cet hystérophore est très simple; il est entièrement recouvert de caoutchouc, ce qui en empêche l'altération et permet de le conserver constamment dans un état parfait de propreté.

3° La tige recourbée de l'instrument peut être plus ou moins ployée, suivant un cas donné. Le fil de cuivre est assez épais pour subir toute espèce de courbure, en gardant en même temps la forme qui lui est donnée.

4° L'anneau qui sert au soutien de la voûte vaginale, par la possibilité qu'il présente d'un changement dans sa forme et dans sa grandeur, offre de très grands avantages au point de vue de la forme et de la position, qui peuvent lui être imprimées suivant la nécessité, comme aussi à cause du peu de pression et d'irritation qui résulte de son emploi.

5° Aussitôt que la courbure nécessaire est donnée à l'instrument, la malade peut sans aucune difficulté l'introduire elle-même et le retirer pendant la nuit, ce qui est d'un grand avantage, en ne laissant pas continuellement un corps étranger dans le vagin.

6° Des injections dans le vagin peuvent être faites sans que cela nécessite le retrait de l'hystérophore, condition qui est d'une haute importance pour la propreté de l'instrument comme pour celle des parois vaginales ;

7° Mon hystérophore peut être appliqué dans un grand nombre de cas différents de changements de forme et de position de la matrice ;

8° Il peut être enfin facilement réuni à la ceinture hypogastrique, et alors on atteint à la fois deux buts : l'éloignement de la pression abdominale sur l'utérus et le support à la partie inférieure.

Depuis une conférence que j'ai eue avec M. Luër, j'ai fait construire un *hystérophore* à l'aide d'un tube de zinc recourbé, se terminant à l'une des extrémités par un anneau, et de l'autre par un petit cadre de la dimension indiquée plus haut ; au milieu de ce cadre est fixée une tige munie de trois petites dents ou ardillons destinés à fixer une large ceinture qui entoure le corps. L'instrument ainsi construit est plus commode en ce sens que son prix est encore moins élevé que celui du précédent, que sa solidité est plus grande, et parce qu'il peut rester toujours propre, le métal ne subissant aucune altération ; enfin, il ne produit aucune sensation désagréable, en raison du poli parfait que présente sa surface.

Mode d'emploi de l'hystérophore. — Dans les cas d'antéflexion et d'antéversion de l'utérus, le fond de l'organe, descendant plus ou moins bas, presse sur la voûte antérieure du vagin en l'abaissant de même que sur la vessie, de là résulte un affaiblissement simultané de la paroi antérieure du vagin. On conçoit pourquoi, si on soulève dans ces conditions la voûte du vagin, on soulève en même temps toutes les parties abaissées, c'est-à-dire le fond de la matrice, la vessie et la paroi antérieure du

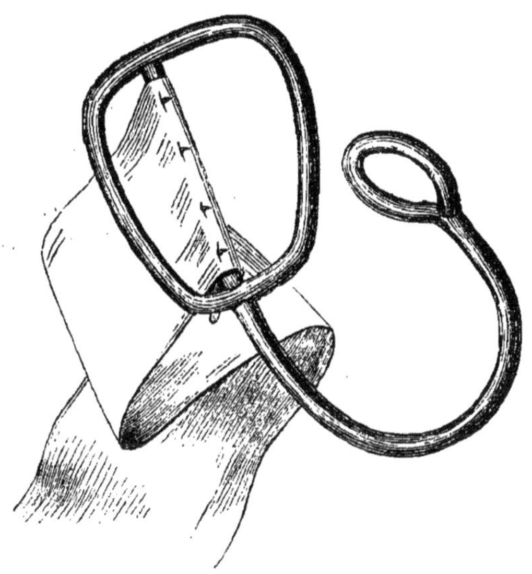

Fig. 5.

vagin. Pour soulever la voûte antérieure du vagin, la branche intérieure de l'hystérophore doit être courbée vers son cadre extérieur, et à son anneau doit être imprimée une inclinaison en avant, de manière qu'il puisse soutenir la voûte vaginale, non-seulement de son bord supérieur, mais encore de toute sa circonférence.

Dans les rétroflexions et rétroversions de l'utérus, lorsque la voûte et la paroi postérieure du

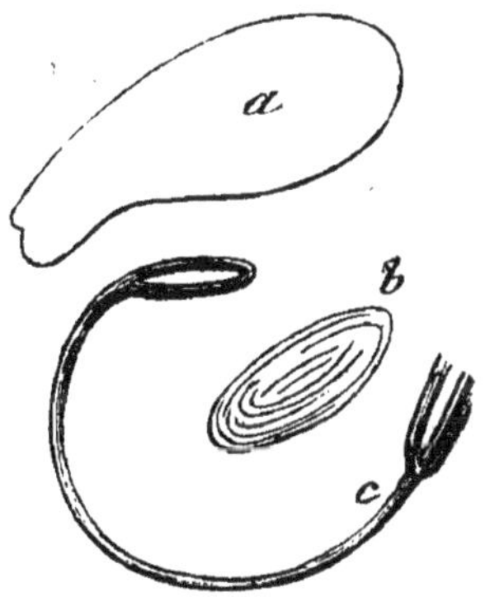

Fig. 6.

vagin, quelquefois même le rectum, sont abaissés, il faut recourber en arrière la branche inférieure de l'hystérophore et ployer l'anneau dans le même sens, de manière que ce dernier puisse soulever la voûte postérieure du vagin.

L'abaissement de l'utérus s'accompagne de flexions plus

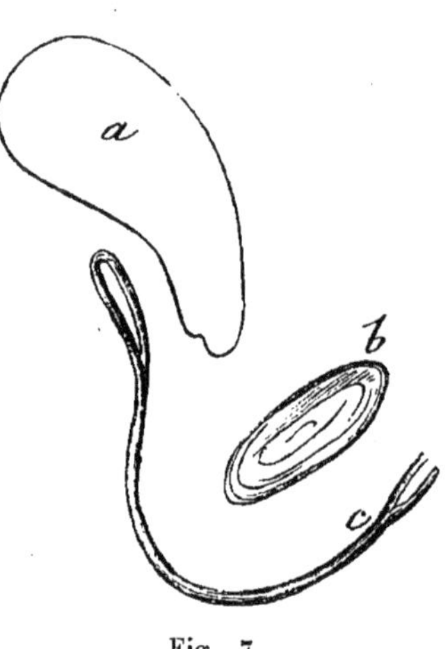
Fig. 7.

ou moins prononcées, ou de versions; aussi la branche intérieure de l'instrument avec son anneau doit-elle être ployée en avant ou en arrière dans la direction du fond de l'utérus. Si la matrice est complétement tombée au dehors, et s'il n'existe pas de conditions particulières empêchant sa réduction et son soutien mécanique, ou bien si ces conditions sont déjà éloignées, on peut avec succès soutenir la matrice à l'aide de mon hystérophore. Dans les chutes de la matrice, il faut soutenir la voûte antérieure ou postérieure du vagin selon que sa paroi antérieure ou postérieure est tombée. Le plus souvent c'est la paroi antérieure du vagin qui tombe tout entière avec la voûte vaginale, et même avec une partie de la vessie ; c'est là la raison pour laquelle il est ordinairement nécessaire de soutenir la matrice par devant.

Je conclurai par quelques mots sur des observations que j'ai faites à l'aide de mon hystérophore. Je l'ai employé bien des fois dans les cas de flexion et de version de l'utérus, et dans la plupart des cas, j'ai remarqué un soulagement considérable, un grand amendement dans les symptômes morbides. Dans plusieurs cas même, j'ai obtenu le redressement de l'utérus à la suite de l'emploi prolongé de l'hystérophore.

Jamais je n'ai constaté de circonstances défavorables venant de l'instrument, excepté dans les cas d'engorgements chroniques de l'utérus, avec ramollissement de la portion vaginale, ulcérations ou granulations du col utérin. En pareille circonstance il fallait faire attention à ce que l'anneau de l'instrument soutînt la voûte vaginale, sans toucher à la portion vaginale de l'utérus. Cette manœuvre n'est pas difficile à accomplir, si l'on se rappelle que la portion vaginale est ordinairement inclinée sur le côté opposé à celui vers lequel est incliné le corps de la matrice, lequel est soutenu par l'anneau de l'hystérophore. Cela n'arrive cependant pas toujours, comme par exemple, dans les flexions de l'utérus, lorsque quelquefois son fond et sa portion vaginale sont dirigés dans le même sens. Alors il faut donner à l'anneau une forme et une grandeur qui puissent le rendre capable de soutenir la voûte vaginale par son bord supérieur, et aussi afin que sa partie inférieure se trouve placée plus bas que la portion vaginale de l'utérus, sans la toucher aucunement. Un tel mode de soutien de l'utérus avec éloignement de toute irritation de sa portion vaginale, ne saurait être obtenu qu'au moyen de mon hystérophore (fig. 8 et 9).

Si c'est la voûte postérieure du vagin qu'il faut soutenir, alors la branche inférieure de l'instrument doit être considérablement recourbée en arrière et l'anneau incliné dans la direction du rectum; dans ce cas, l'hystérophore a une tendance à glisser hors du vagin, principalement

si la vulve n'est pas assez étroite et distendue. Pour pré
venir cette circonstance, la partie inférieure du cadre
de l'instrument doit être plus pressée contre le pubis que

Fig. 8.

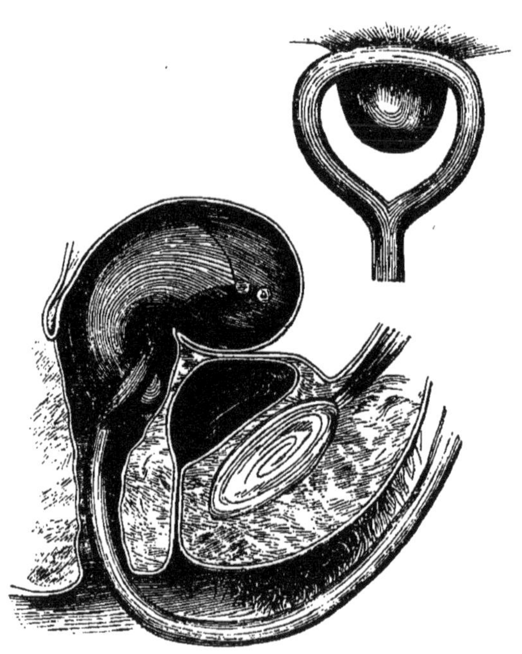

Fig. 9.

la partie supérieure. Dans certains cas, on peut recourber
l'anneau de telle manière qu'il puisse soutenir la voûte
vaginale de toute sa circonférence et que la portion vaginale de l'utérus entre tout entière dans son milieu.
De cette manière, la matrice peut être plus solidement
maintenue dans sa position normale, quand même il exis-
terait des anté ou des rétroversions. Le désavantage qu'offre un pareil mode d'emploi de l'instrument consiste
uniquement en ce que la malade ne peut le placer elle-

même, car il lui est difficile, quelquefois même impossible d'introduire l'instrument, de telle manière que la portion vaginale entre dans l'ouverture de l'anneau.

Jusqu'à présent, j'ai employé plus de vingt fois l'hystérophore dans le but de soutenir l'utérus abaissé. Je citerai ici en peu de mots trois cas seulement de chute de matrice. Dans l'un d'eux, l'hystérophore a causé un soulagement temporaire ; dans deux autres, il a été d'une entière utilité.

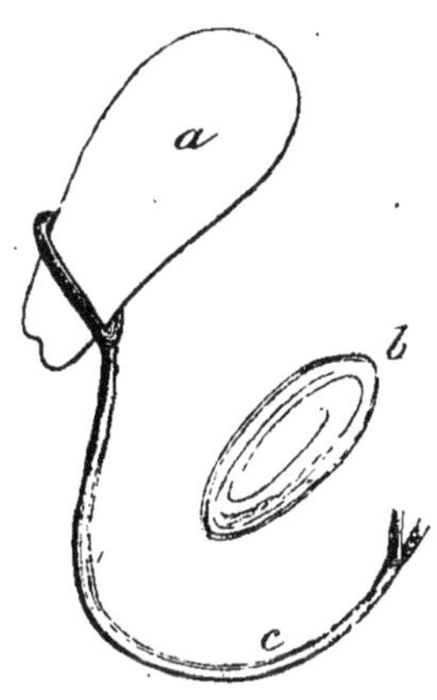

Fig. 10.

OBSERVATION I. Madame de D..... de Biela-Tzerkoff, gouvernement de Kieff, âgée de trente-cinq ans, d'une complexion délicate, anémique, ayant eu trois enfants, souffre depuis trois ans de flueurs blanches, de douleurs dans la région sacrée, dans les aines et au bas-ventre ; elle a des besoins fréquents d'uriner et souffre de constipations opiniâtres. Il y a un an, elle a commencé à remarquer que la matrice est apparue entre les cuisses; à la fin, l'organe est tombé tout à fait au dehors, avec la paroi antérieure du vagin et une partie de la vessie. A tout cela, se joignent une augmentation de volume de l'ovaire gauche et une certaine sensibilité dans la région qu'il occupe. Le pessaire de Gariel ne pouvait pas se maintenir dans le vagin. L'hystérophore de Schilling, quoique soutenant l'utérus, causait des douleurs aux aines et augmentait considérablement la sensibilité de l'ovaire gauche.

Le 15 mai 1860 j'ai introduit mon hystérophore de manière qu'il soutînt la voûte antérieure du vagin; l'utérus se maintint très bien à sa hauteur normale et la malade put aisément marcher sans éprouver les douleurs qu'elle ressentait auparavant. Un mois après l'introduction de l'hystérophore, elle put quitter Kieff.

OBSERVATION II. Rachel Breschlaa, israélite, originaire de Loubny, gouvernement de Pultava, âgée de trente-cinq ans, épuisée, affaiblie. Mariée à dix-sept ans, elle a eu deux enfants, et une fausse couche au quatrième mois de la grossesse. Les dernières couches ont eu lieu il y a neuf ans, époque après laquelle elle commença à remarquer un abaissement de l'utérus; il y a deux ans que cet organe est entièrement sorti au dehors; ses règles sont devenues plus copieuses et plus fréquentes qu'à l'ordinaire; douleurs à la région sacrée et au bas-ventre; fréquents besoins d'uriner, enfin impossibilité de marcher, en raison d'un sentiment de pesanteur et des douleurs occasionnées par la chute de la matrice. J'ai examiné la malade au commencement de mai 1860 et j'ai trouvé une chute complète de l'utérus, de la vessie et de la paroi antérieure du vagin. La portion vaginale était hypertrophiée et ramollie, la lèvre postérieure de l'orifice utérin était particulièrement allongée, l'orifice utérin large de 3 centimètres; il en coulait un mucus épais, filant, d'un blanc jaunâtre. L'hystéromètre pénétrait aisément dans la cavité utérine à la profondeur de 8 centimètres.

A la portion vaginale ont été appliquées huit sangsues; cette émission sanguine fut suivie d'une légère diminution de volume, et les douleurs de la région sacrée et du bas-ventre furent considérablement calmées. Je fis faire, en outre, des injections émollientes.

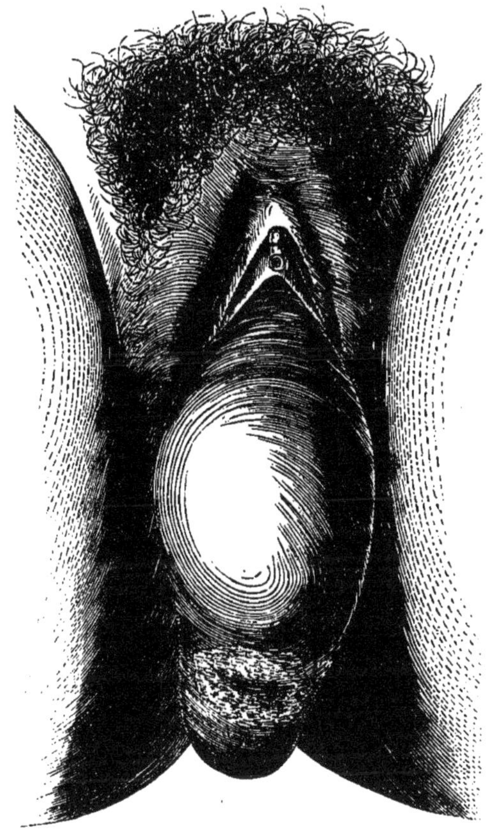

Fig. 11.

Lorsque l'état inflammatoire de l'utérus eut cessé, différents pessaires et l'hystérophore de Schilling ont été essayés ; mais la malade ne pouvait les supporter et gardait le lit. Après l'introduction de mon hystérophore (26 mai) la matrice se maintenait très bien dans sa position, la malade put marcher, quoiqu'elle sentît encore des douleurs dans le bas-ventre. Elle commença cependant à se remettre visiblement, et deux mois après l'introduction de l'hystérophore, elle partit de Kieff dans un état sensible d'amélioration. Pendant son séjour à Kieff, la malade vint plusieurs fois me voir et je lui fis suivre un traitement tonique dans le but de rétablir ses forces et restaurer son organisme épuisé.

OBSERVATION III. Malka Pesky de Vassilkoff, gouvernement de Kieff, israélite, vint me demander des conseils le 4 mai 1860. Elle était âgée de vingt-cinq ans, de petite taille, très maigre et très pâle. A cause de sa faiblesse, des douleurs qu'elle ressentait aux reins, au bas-ventre, et de la pesanteur qu'elle éprouvait à la suite de la chute de l'utérus, elle ne pouvait marcher autrement que courbée et soutenue par un bras étranger. Mariée à dix-neuf ans, elle avait été réglée pour la première fois un an après son mariage. En mai 1859, elle eut un enfant et depuis ce temps, elle souffre d'un prolapsus utérin, avec flueurs blanches abondantes, coliques utérines, fréquents besoins d'uriner et constipations. La matrice est sortie tout entière au dehors, suivie de la paroi antérieure du vagin et d'une partie de la vessie. On démontre cette dernière complication par l'introduction d'une sonde d'homme, dont l'extrémité atteint les limites du tiers supérieur et du tiers moyen de la tumeur. L'hystéromètre pénètre dans la matrice à la profondeur de 6 centimètre. La membrane qui recouvre la tumeur est entièrement sèche, d'une couleur rose clair, comme fendillée en haut.

La portion vaginale de l'utérus est hypertrophiée, quelque peu ramollie, et son orifice est dirigé du côté droit. Sur les lèvres de l'orifice utérin, se trouvent des excoriations, d'une couleur rouge vif, avec une surface granuleuse.

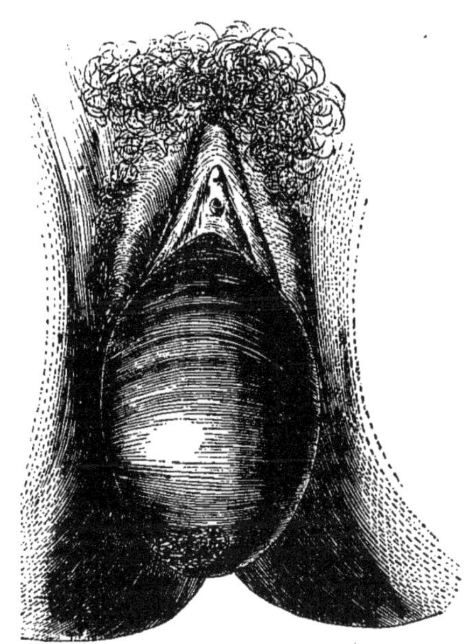

Fig. 12.

Je cautérise les excoriations avec le nitrate d'argent, et après la réduction de l'utérus, je prescris des injections de décoction de graine de lin, en même temps qu'un traitement fortifiant.

Le 26 mai j'introduisis l'hystérophore de *Schilling;* mais le même jour la malade commença à éprouver des douleurs au bas-ventre et aux aines, et, quoique la matrice fût soutenue et que la chute ne se reproduisît pas, cependant la malade ne pouvait pas marcher à cause de ces douleurs.

Le 31 du même mois, j'introduis mon hystérophore de telle manière que son anneau soutienne la voûte antérieure du vagin ; la matrice se maintenait très bien dans sa position normale, la malade commença bientôt à marcher, et quinze jours après elle quitta Kieff.

Le 8 août, elle revint dans cette ville et vint me voir. Sa santé s'était sensiblement améliorée ; non-seulement elle marchait librement avec mon hystérophore, mais elle commençait même à se livrer à ses occupations de ménage ; les flueurs blanches avaient cessé presque entièrement à la suite d'injections d'eau froide, la douleur aux reins persistait, mais à un faible degré. Il est à remarquer qu'après avoir porté l'instrument durant deux mois, la malade le quitta pendant huit jours et put, malgré cela, marcher avec assez de facilité, la matrice se maintenant au-dessus du vagin, et touchant à peine la vulve de sa partie inférieure. Le volume de la portion vaginale avait considérablement diminué et les excoriations s'étaient complétement cicatrisées. La malade demanda un autre hystérophore parce que le premier s'était détérioré ; le fil de cuivre avait été mis à nu dans un point. Je dois faire remarquer que dans le principe je confectionnais autrement mes hystérophores ; ils n'avaient pas la solidité de ceux que je construis à présent.

FIN.

Paris. — Imprimerie de L. MARTINET, rue Mignon, 2.